I0845090

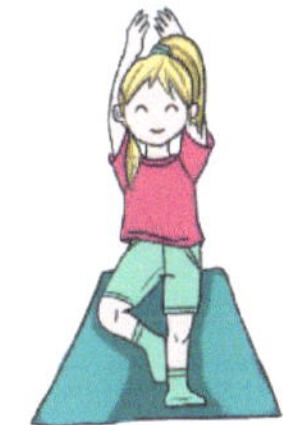 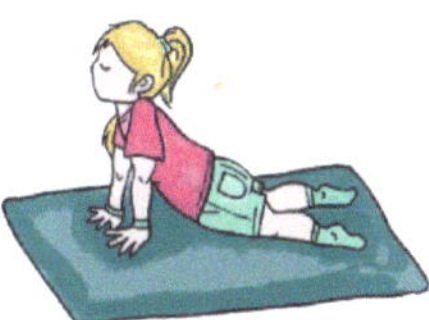 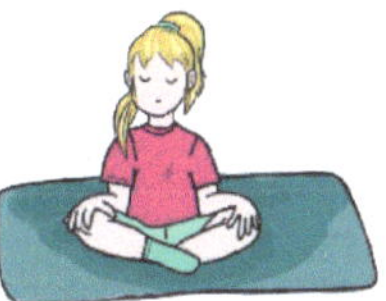 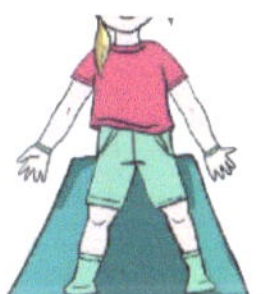

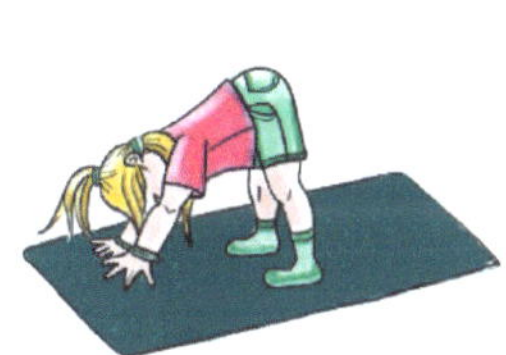 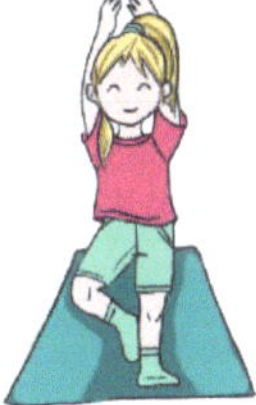 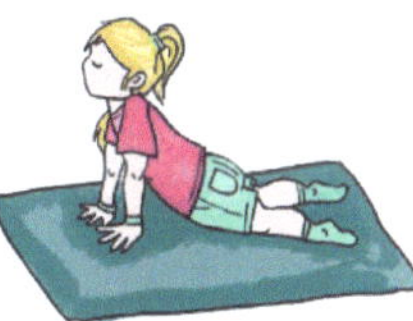 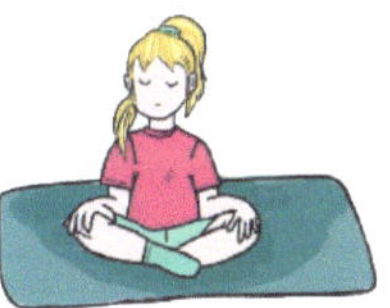

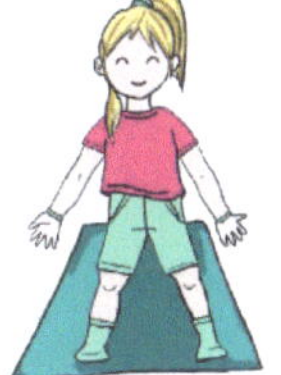 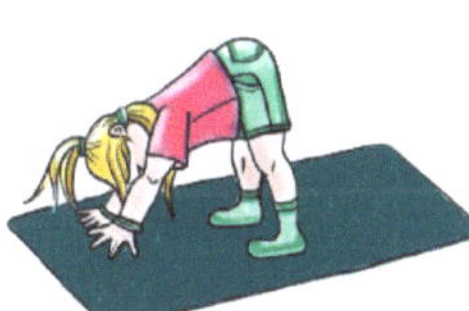 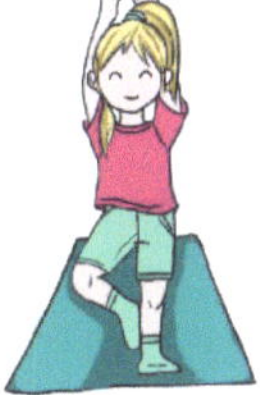 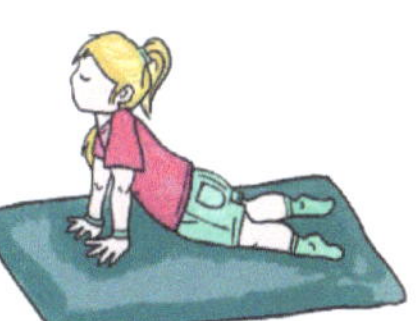

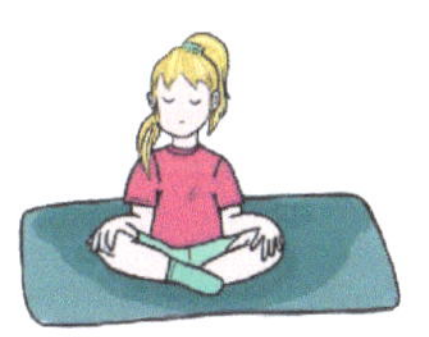 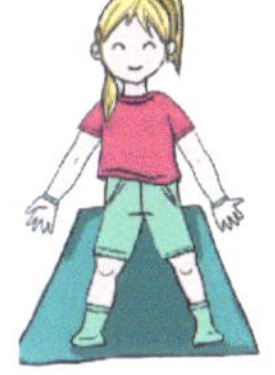 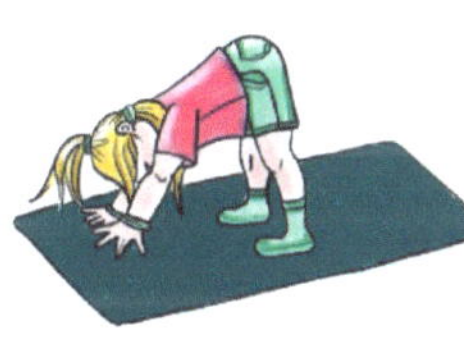 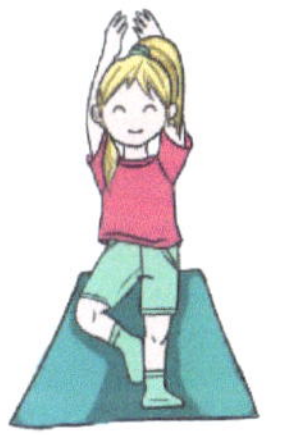

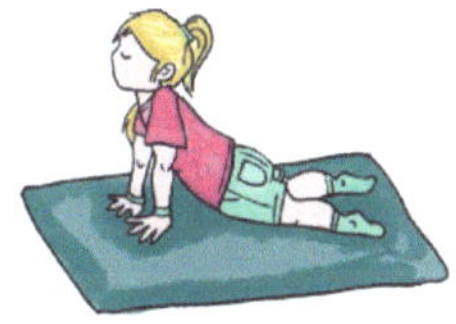 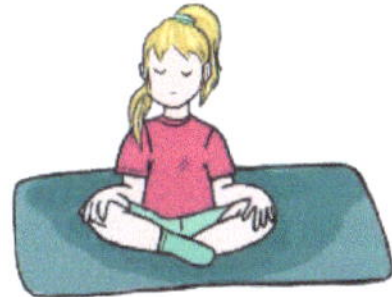 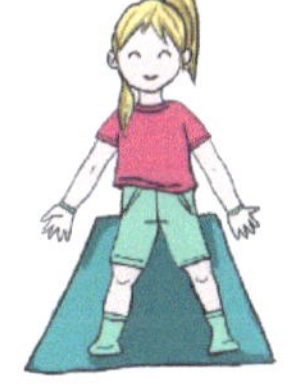 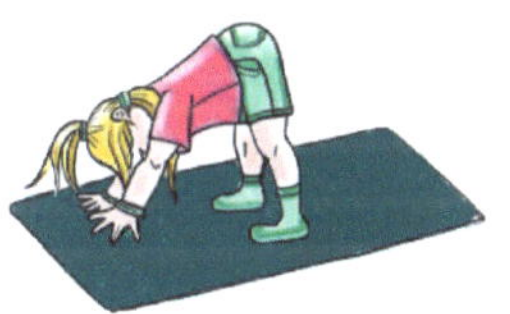

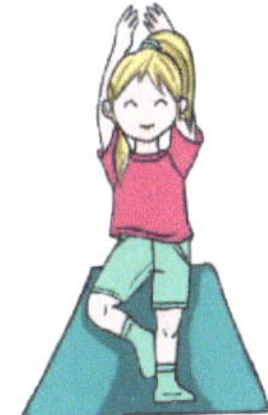 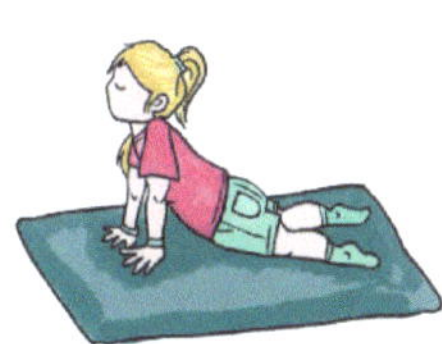 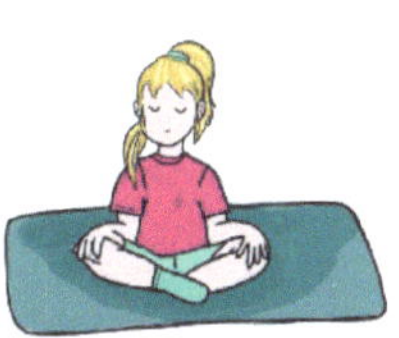 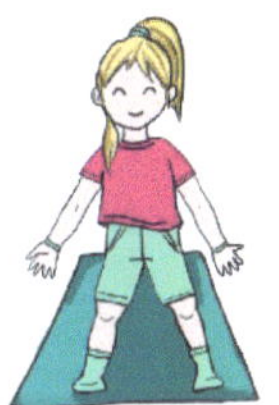

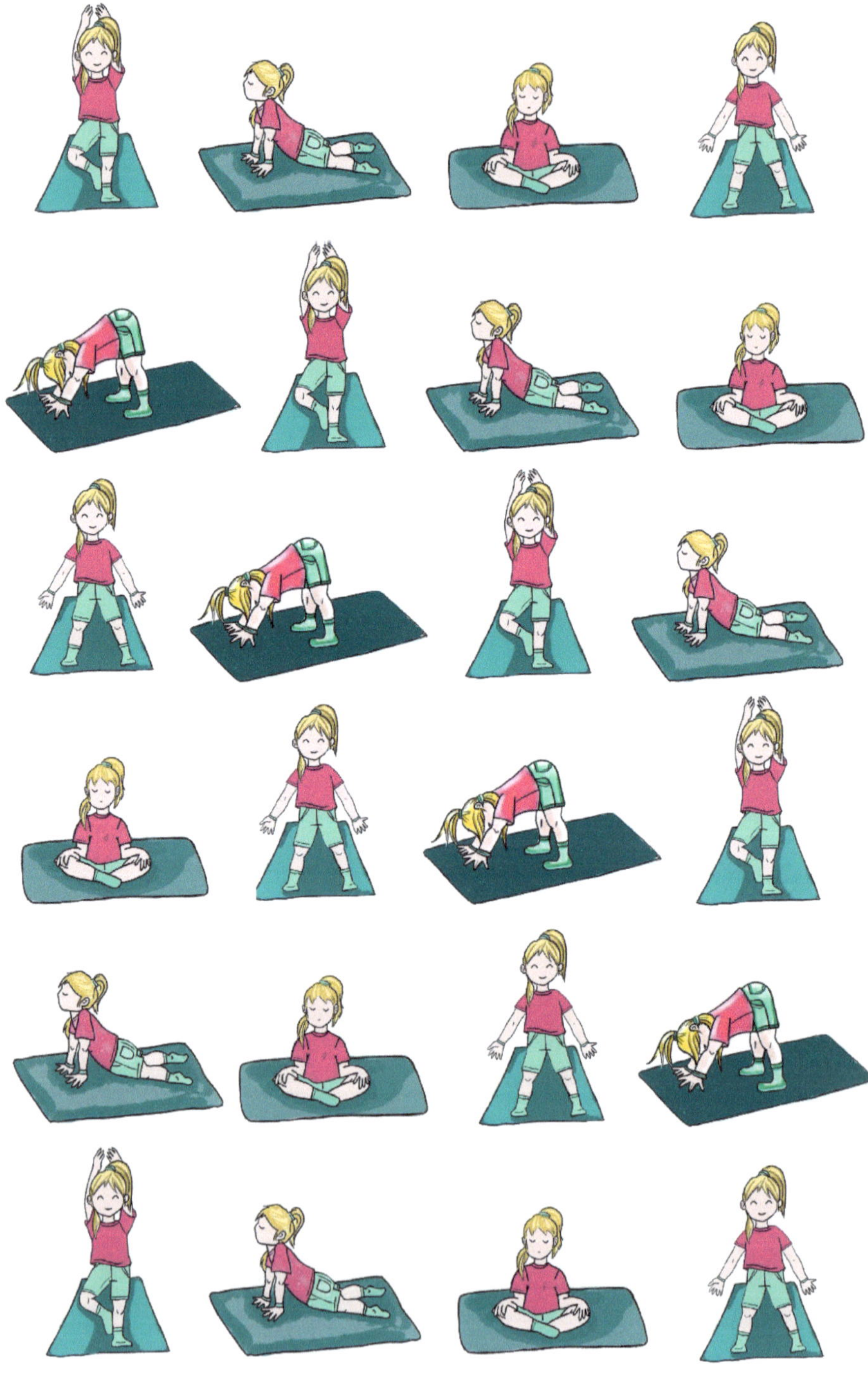

ÁLEX QUIERE HACER YOGA

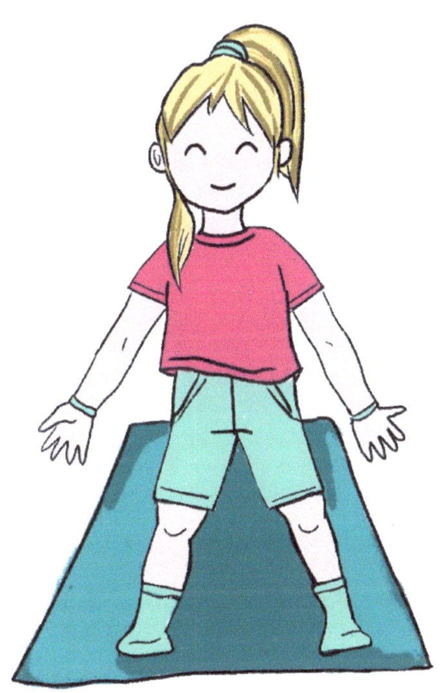

Irene de la Calle

COMO TODAS LAS MAÑANAS, LA MAMÁ DE ÁLEX

PRACTICA YOGA Y MEDITACIÓN.

A VECES ÁLEX QUIERE PARTICIPAR.

- ¡MAMÁ! QUIERO HACER LO MISMO QUE TÚ.

- ¿ A QUÉ TE REFIERES ÁLEX?

- A PONERME DESCALZA ENCIMA DE LA ALFOMBRA

AZUL Y JUGAR CONTIGO.

- ÁLEX, ESTO QUE ESTOY HACIENDO SE LLAMA YOGA.

- QUIERO HACER YOGA , MAMÁ.

ÁLEX SE SIENTA EN LA ESTERILLA Y SE QUITA LAS

ZAPATILLAS DISPUESTA A JUGAR A IMITAR A SU

MAMÁ. EL YOGA PUEDE SER MUY DIVERTIDO.

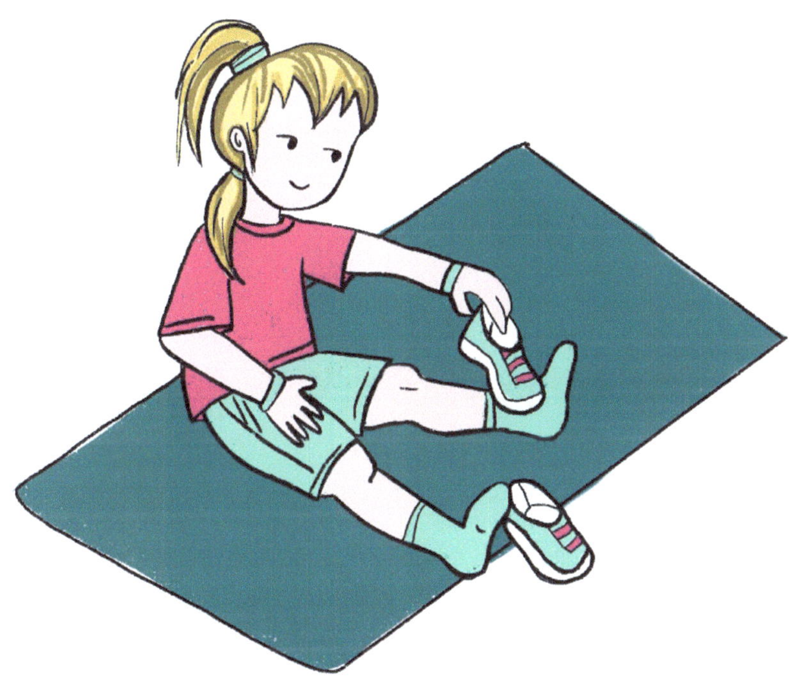

- VALE, PRIMERO VAMOS A HACER LA POSTURA DEL

GATO.

- ¡M IAAAAU! MIRA SOY UN GATITO CHIQUITITO.

- ESO ES ÁLEX, MUY BIEN.

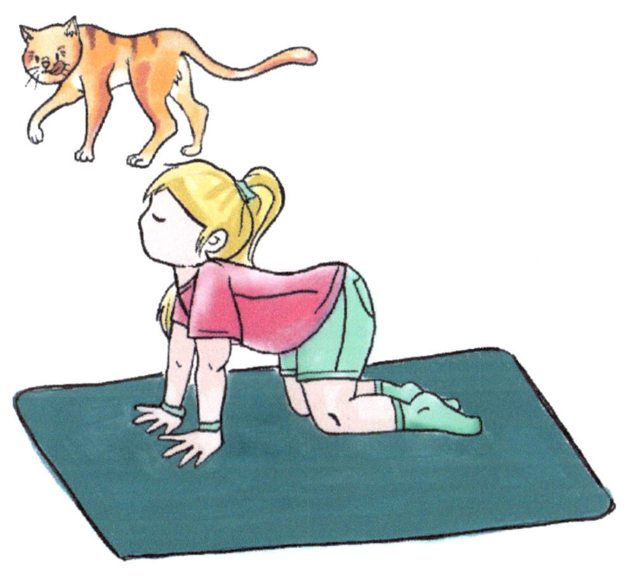

NOS PONEMOS A CUATRO PATAS Y VAMOS MOVIENDO LA ESPALDA; LA CURVAMOS DESPACIO HACIA ARRIBA, BAJANDO LA CABEZA; Y VOLVEMOS A LA POSTURA INICIAL, LEVANTANDO SUAVEMENTE LA CABEZA HACIA ARRIBA. LA RESPIRACIÓN NOS ACOMPAÑA.

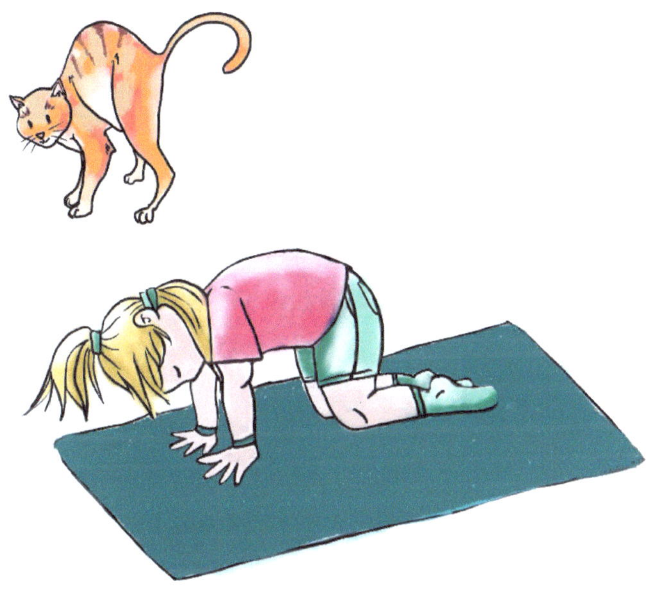

- AHORA LA POSTURA DEL PERRO BOCA ABAJO.

- ¡ GUAU, GUAU ! - **LADRA DIVERTIDA ÁLEX.**

- ESTA POSTURA ES COMO CUANDO NUESTRA

PERRITA NOA SE DESPIERTA Y SE DESPEREZA.

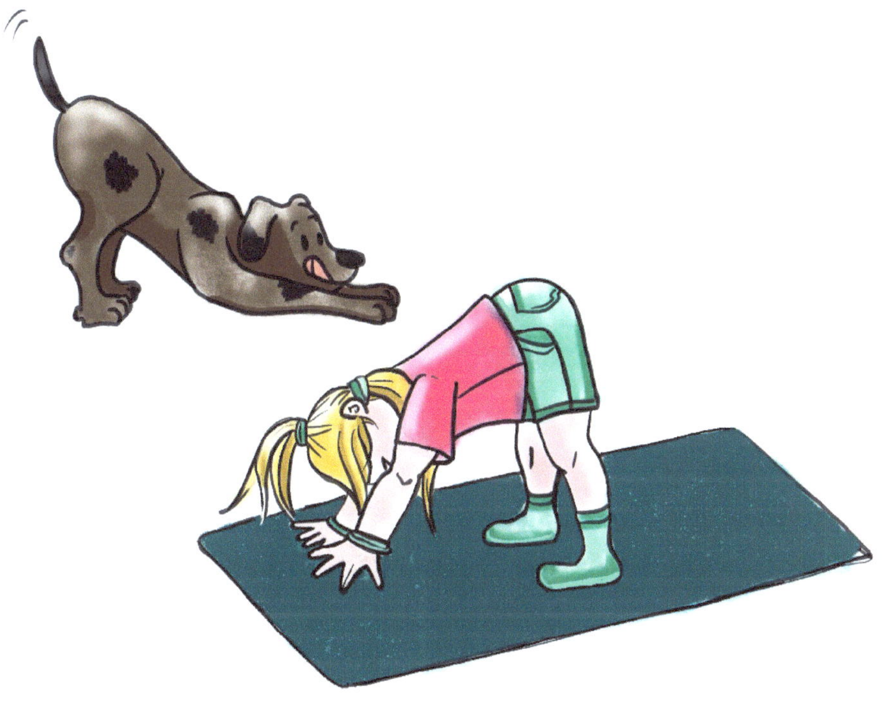

- SEGUIMOS CON OTRA POSTURA O ASANA , ÉSTA SE LLAMA LA COBRA. ¡ UY ! ¡ CUIDADO, NO NOS VAYA A MORDER !

SE HACE BOCA ABAJO CON LAS PIERNA ESTIRADAS Y RELAJADAS; LEVANTANDO Y SUJETANDO EL TRONCO CON LOS BRAZOS; COLOCANDO LAS MANOS EN LÍNEA CON LOS HOMBROS.

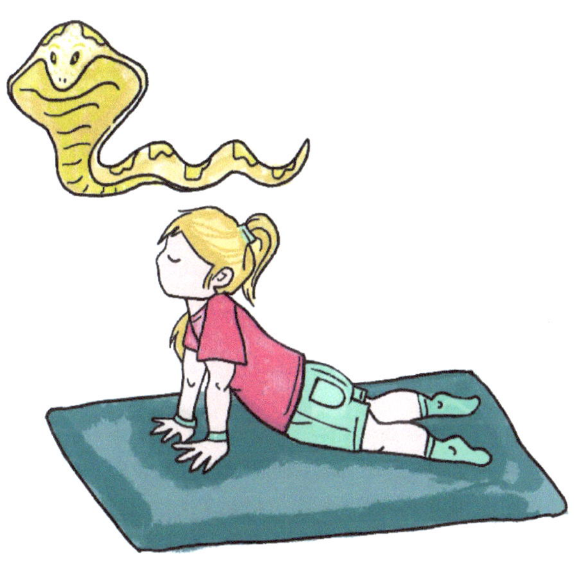

ESTA ASANA ES PARECIDA A LA COBRA PERO APOYAMOS LOS ANTEBRAZOS, COLOCANDO LOS CODOS EN LÍNEA CON LOS HOMBROS.

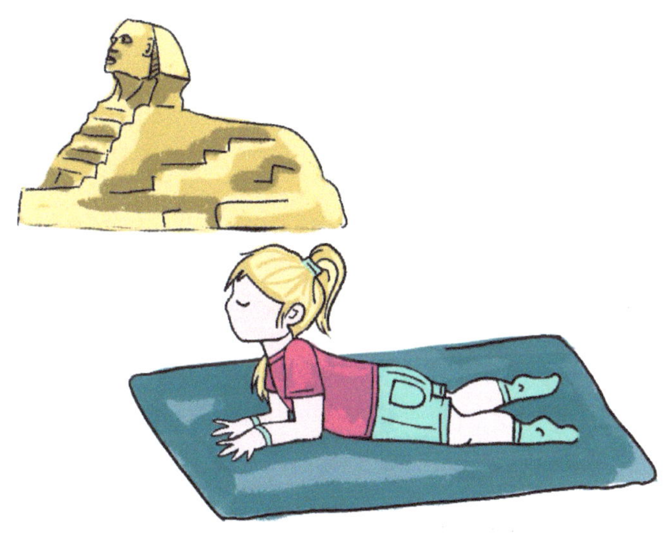

- CONTINUAMOS CON LA RANA. NOS PONEMOS EN CUCLILLAS CON LOS TALONES Y LAS MANOS EN EL SUELO.

- ¡M IRA CÓMO SALTO MAMÁ! ¡BOING! ¡BOING! ¡CROAC!

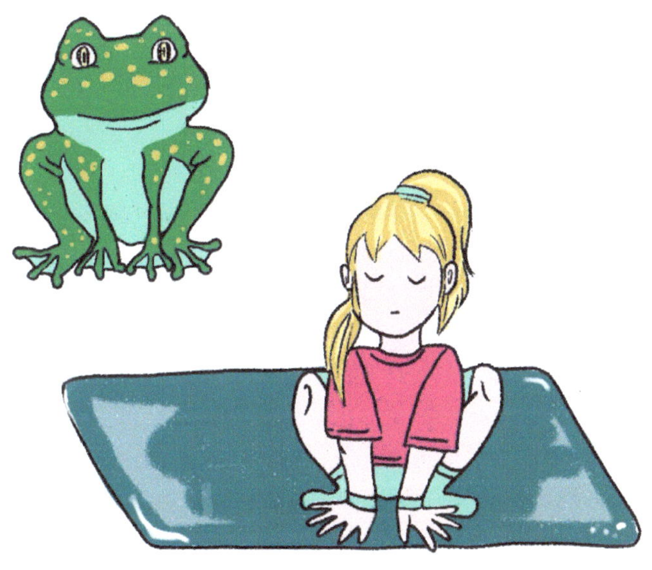

- SIGUIENTE POSTURA O ASANA, LA MARIPOSA. EN ESTA POSTURA NOS SENTAMOS JUNTANDO LAS PLANTAS DE LOS PIES Y ALETEAMOS CON LAS RODILLAS. LAS PIERNAS SE MUEVEN COMO LAS ALAS DE UNA MARIPOSA.
- ¡VAMOS A VOLAR! - DICE ÁLEX MOVIENDO LAS PIERNAS.

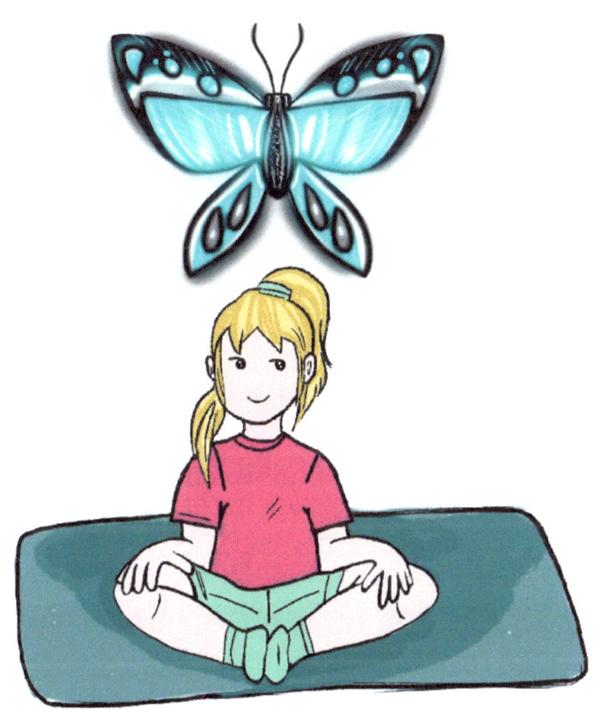

PARA SER COMO UN ÁRBOL, JUNTAMOS LAS PIERNAS Y LEVANTAMOS UNA DE ELLAS, DEJANDOLA FLEXIONADA ; Y LA COLOCAMOS DESCANSANDO LA PLANTA DEL PIE EN LA OTRA PIERNA, LA CUAL DEBE ESTAR FUERTE, SUJETANDONOS EN EL SUELO COMO EL TRONCO Y LAS RAÍCES DE UN ÁRBOL. DESPUÉS LOS BRAZOS LOS LEVANTAMOS HACIA ARRIBA, ESTIRADOS Y JUNTANDO LAS MANOS. DEBEMOS RECORDAR QUE LOS HOMBROS TIENEN QUE ESTAR RELAJADOS. Y UN PEQUEÑO TRUCO PARA QUE EL ÁRBOL NO SE CAIGA ES MANTENER LA MIRADA EN UN PUNTO FIJO Y RESPIRAR.

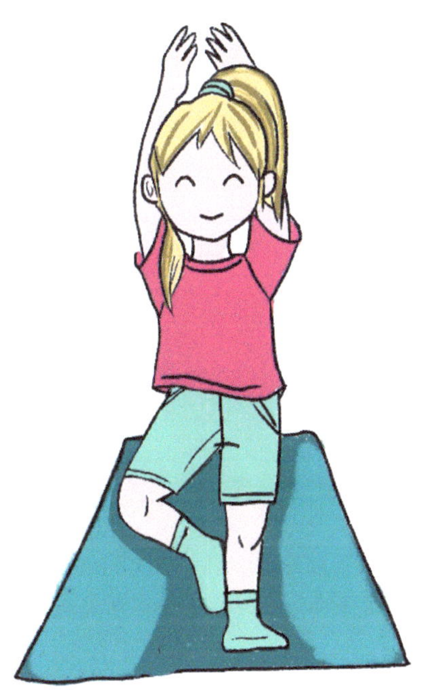

- ¡MAMÁ, MIRA QUÉ ALTA SOY! SOY TAN ALTA COMO

UN ÁRBOL.

- MUY BIEN, ÁLEX. AHORA VAMOS A SALUDAR. PARA ELLO SEGUIMOS DE PIE, PIERNAS JUNTAS Y ESTIRADAS; SUBIMOS LOS BRAZOS CON LAS MANOS JUNTAS Y DECIMOS ¡HOLA!

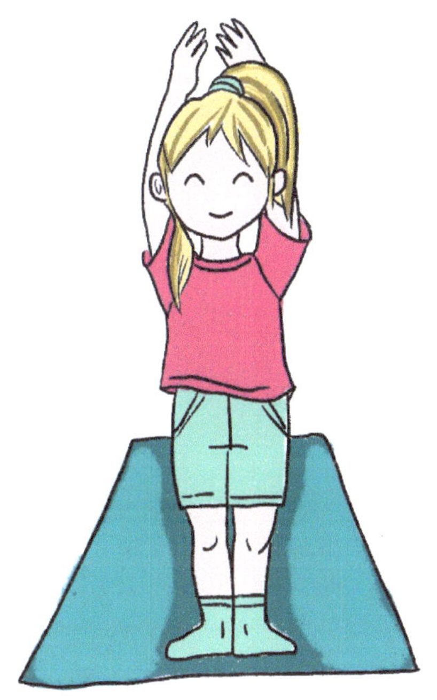

- ¡HOLA MUNDO! - EXCLAMA ÁLEX

MIENTRAS SE ESTIRA.

- VAMOS TERMINANDO CON LA POSTURA DE LA FLOR DE LOTO. PARA ELLO NOS SENTAMOS CON LAS PIERNAS CRUZADAS, ESPALDA RECTA, MANOS SOBRE LAS RODILLAS , CERRAMOS LOS OJOS Y PRESTAMOS ATENCIÓN A NUESTRA RESPIRACIÓN.

EN ESTA POSTURA SE SUELE MEDITAR. HAY QUE CENTRAR LA ATENCIÓN EN ALGO : UN SONIDO, UNA IMAGEN, NUESTRA RESPIRACIÓN, ETC.; ALGO QUE NOS FACILITE DESCONECTAR POR UNOS MINUTOS Y QUE CUANDO NUESTRA MENTE NOS INTENTE DISTRAER, NOS AYUDE A VOLVER AL AHORA, AL MOMENTO.

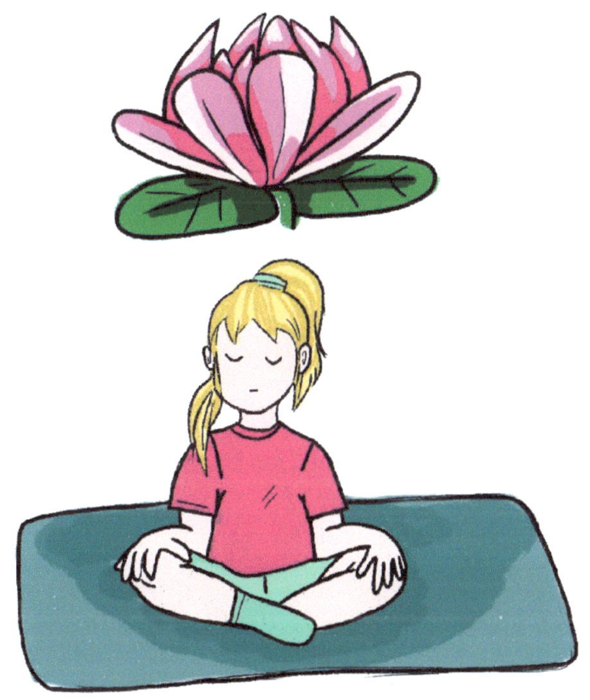

- ¡YO QUIERO UN DIBUJO MAMÁ! DE ESOS QUE TIENES PARA COLOREAR. - DICE ÁLEX SEÑALANDO UN CAJONCITO DEL MUEBLE.

- ESTÁ BIEN. ESTOS DIBUJOS SE LLAMAN MANDALAS.

- YO QUIERO UNO MAM I.

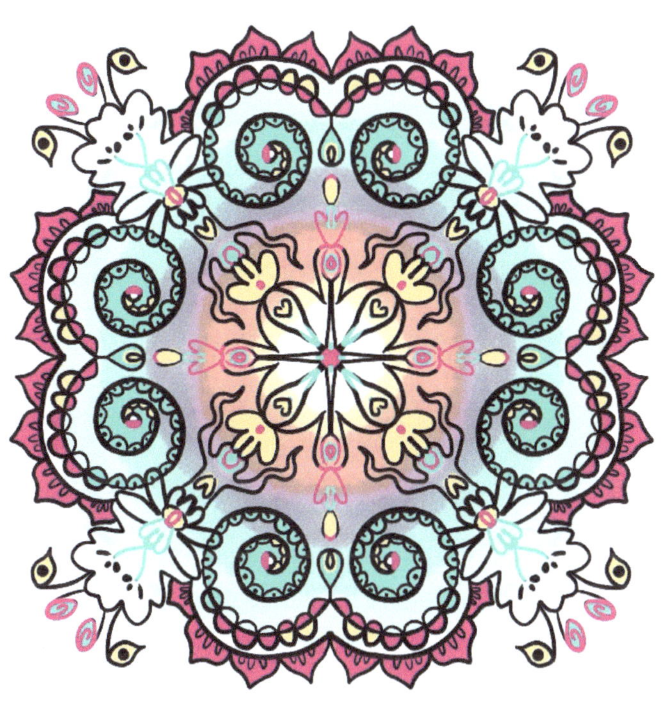

LOS MANDALAS SON UN CONJUNTO DE FORMAS, FIGURAS Y SÍMBOLOS. ESTOS SE REPITEN , SIGUEN UNA SERIE, UNA ARMONÍA, ALREDEDOR DE UN PUNTO CENTRAL; DE DENTRO HACIA AFUERA. PINTAR MANDALAS AYUDA A RELAJAR LA MENTE Y A CONECTAR CON NUESTRA PARTE MÁS CREATIVA.

- ÁLEX, AHORA QUE ME ACUERDO, TAMBIÉN TENGO ALGUNAS PIEDRAS PARA LA MEDITACIÓN. ¿LAS QUIERE VER? -

- ¡VALE! A VER, A VER ...-

SON MORADAS, ROJAS, AZULES, VERDES, NARANJAS,

ROSAS, BLANCAS, NEGRAS,...

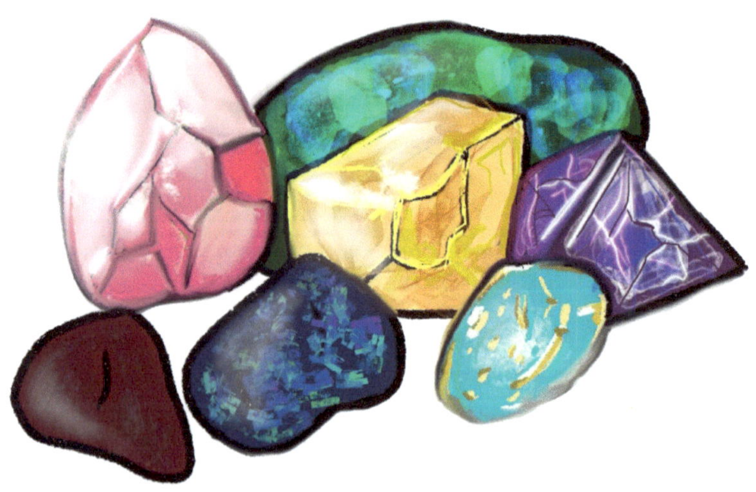

ALGUNAS SON SUAVES, OTRAS RUGOSAS.

TAMBIÉN PUEDEN SER OPACAS O TRANSPARENTES;

DURAS O FRÁGILES.

AL TACTO, LA MAYORÍA SON FRÍAS, PERO AL

COGERLAS Y TOCARLAS SE VUELVEN CÁLIDAS.

CADA UNA TIENE UN NOMBRE: CUARZO, LAPILÁSZULI,

MALAQUITA, OBSIDIANA, RODONITA, TURQUESA,

JASPE, PIRITA, PIEDRA LUNA,…

- ÁLEX, PARA FINALIZAR, VAMOS A TERMINAR CON LA RELAJACIÓN.

NOS TUMBAMOS BOCA ARRIBA Y CERRAMOS LOS OJOS. HACEMOS TRES RESPIRACIONES PROFUNDAS, SENTIMOS NUESTRO CUERPO Y NOS RELAJAMOS. Y POR ÚLTIMO NOS IMAGINAMOS UN LUGAR , UN LUGAR BONITO, SEGURO, DONDE NOS SENTIMOS FELICES.

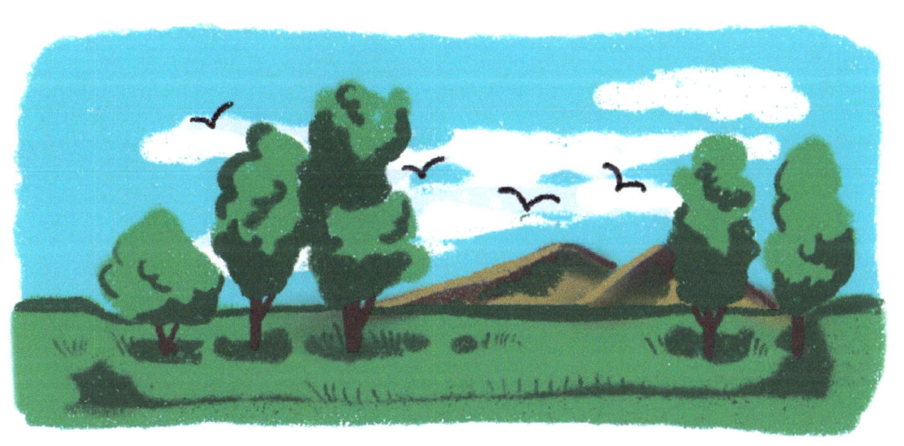

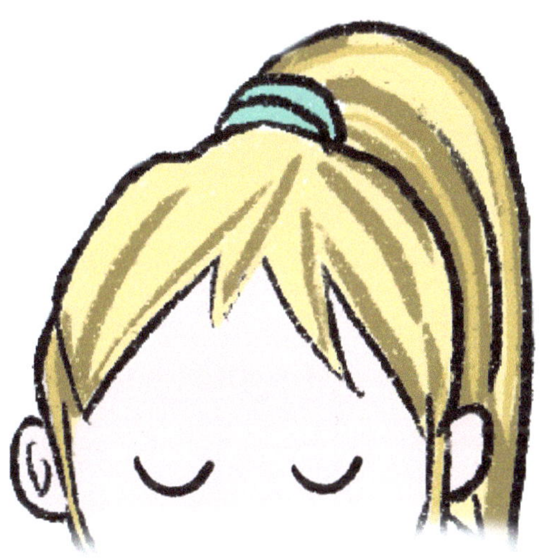

PASADO UN BUEN RATITO, HAY QUE HACER UNAS

REPIRACIONES PROFUNDAS, MOVER LOS DEDOS DE

LA MANO, LOS DEDOS DE LOS PIES, LA CABEZA A UN

LADO Y AL OTRO; TODO MUY SUAVEMENTE Y

ABRIMOS LOS OJOS.

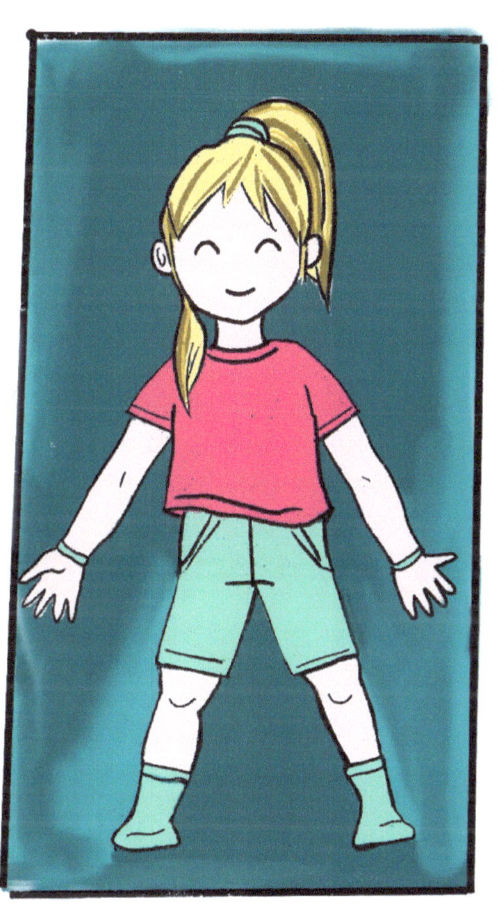

-ÁLEX, AHORA NOS LEVANTAMOS POCO A POCO. ¿TE HA GUSTADO?

-SI MAMÁ. ¡Y AHORA, A JUGAR A OTRA COSA! - DICE ÁLEX PEGANDO UN BRINCO Y CORRIENDO HACIA SU HABITACIÓN.

-¡ÁLEX! PONTE LAS ZAPATILLAS. -

FIN

GUÍA DIDÁCTICA:

¡HOLA QUERIDO/A LECTOR/A! ESTE CUENTO AL QUE SE LE PODRÍA CONSIDERAR COMO UN LIBRO ILUSTRADO, HA SIDO CREADO DESDE LA EXPERIENCIA DE UNA MAMÁ PRACTICANTE DE YOGA.

A TRAVÉS DE ÉL, INTENTO MOSTRAR QUE ES POSIBLE PRACTICAR YOGA EN FAMILIA DE FORMA DIVERTIDA, Y DE PASO DAR OPORTUNIDAD A QUE NUESTRAS HIJAS E HIJOS CONOZCAN EL YOGA COMO UNA FUTURA PRÁCTICA SALUDABLE EN SUS VIDAS.

EL YOGA NO SOLO SON EJERCICIOS O POSTURAS (ASANAS). EL YOGA ES EQUILIBRIO FÍSICO Y MENTAL; ES REPIRACIÓN, ES APRENDER A ESCUCHAR NUESTRO CUERPO, ES UNIÓN.

TRAS LEER EL CUENTO CON NUESTRAS NIÑAS/OS PASAREMOS A UNAS ACTIVIDADES QUE HE CREADO PARA REPASAR EL CONTENIDO DEL MISMO. ADEMÁS PODRÉIS CONSEGUIR UN DIPLOMA, SIGUIENDO LA INDICACIÓN QUE MÁS ADELANTE ENCONTRARÉIS.

NAMASTE.

ACTIVIDADES
ÁLEX QUIERE HACER YOGA

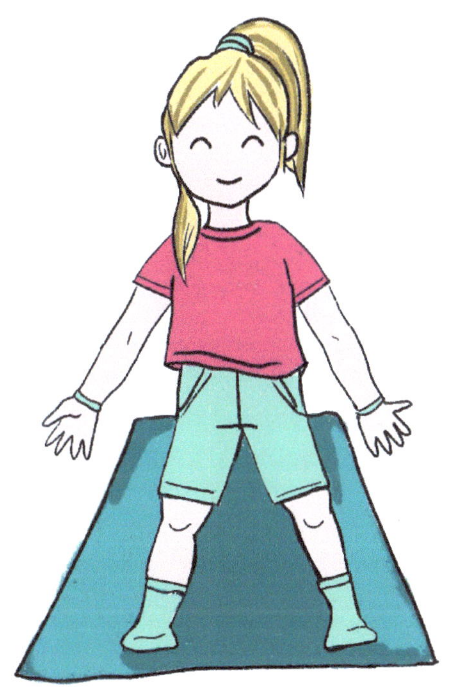

Irene de la Calle

VAMOS A PRACTICAR
YOGA CON ÁLEX

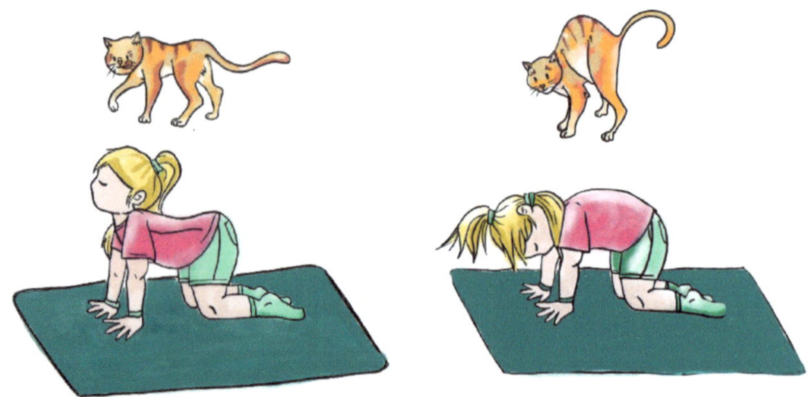

EL GATO

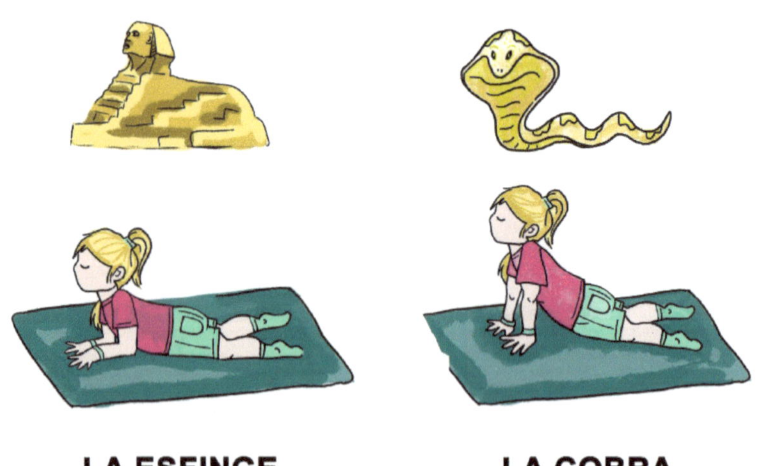

LA ESFINGE   **LA COBRA**

VAMOS A PRACTICAR
YOGA CON ÁLEX

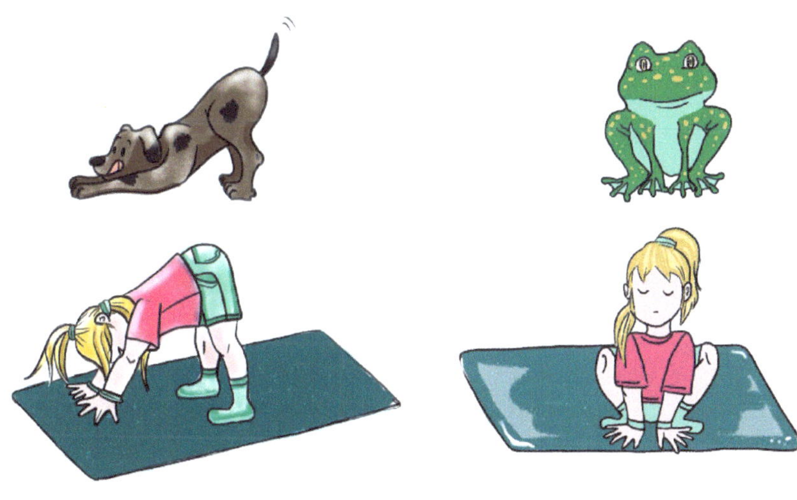

EL PERRO   **LA RANA**

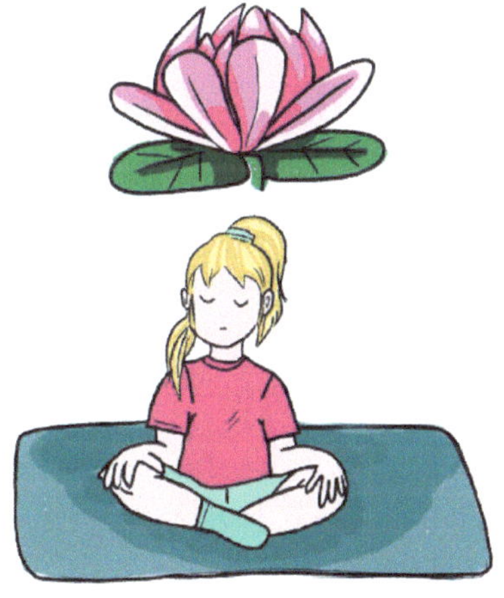

FLOR DE LOTO

AHORA TE TOCA A TI.
UNE CADA POSTURA CON EL DIBUJO QUE LO REPRESENTA.

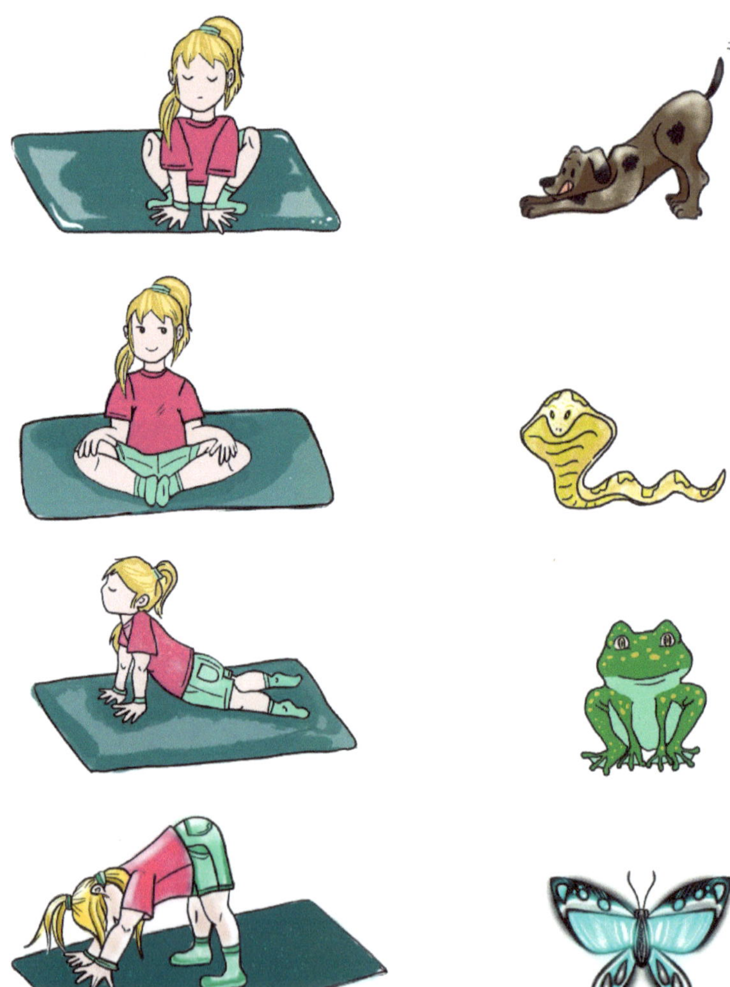

¡ENHORABUENA! YA PUEDES SOLICITAR TU

DIPLOMA

DE YOGUI EN   info@irenedelacalle.com

HORA DE COLOREAR.
LOS MANDALAS DE ÁLEX.

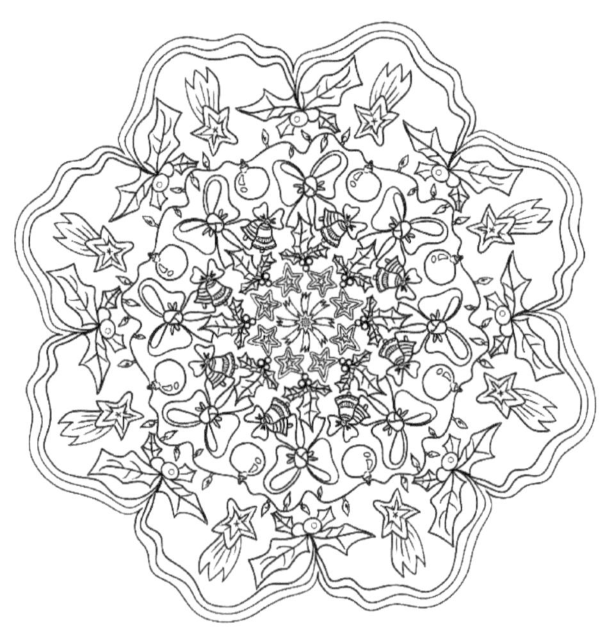

HORA DE COLOREAR.
LOS MANDALAS DE ÁLEX.

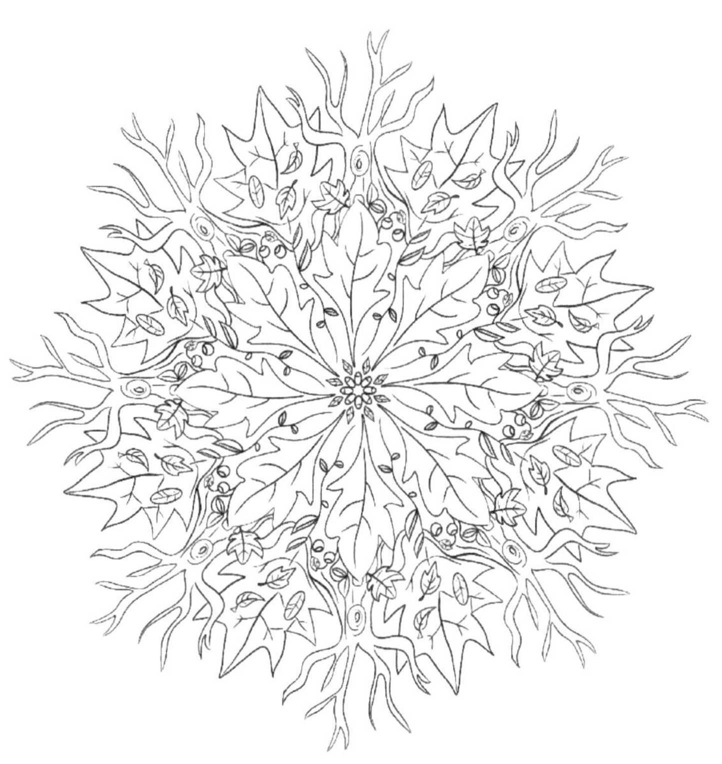

HORA DE COLOREAR.
LOS MANDALAS DE ÁLEX.

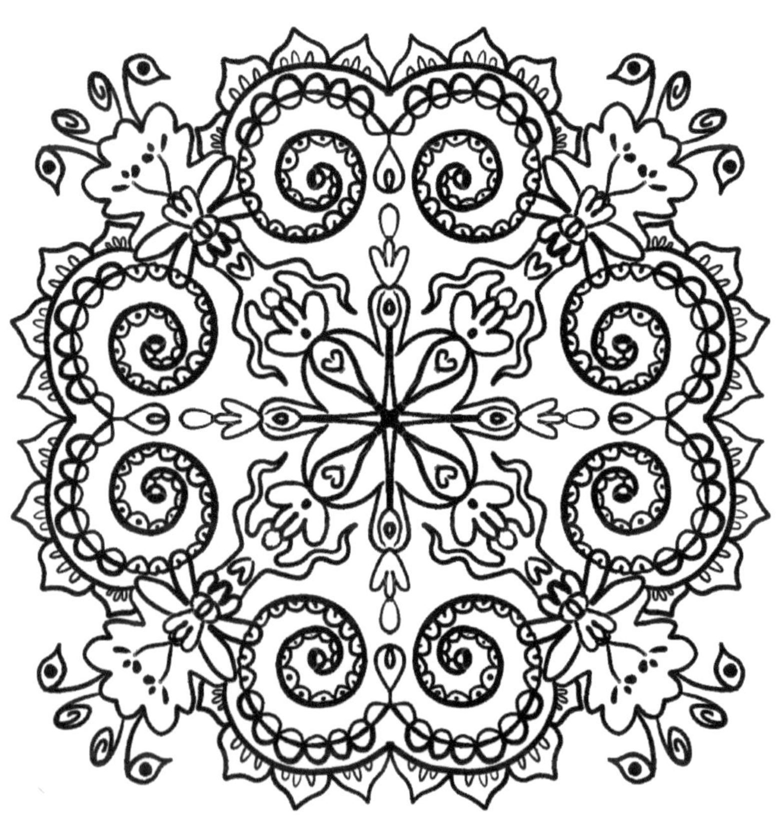

SE LO DEDICO A ÁLEX CON TODO MI AMOR

PORQUE SIN ELLA ESTE CUENTO

NO EXISTIRÍA.

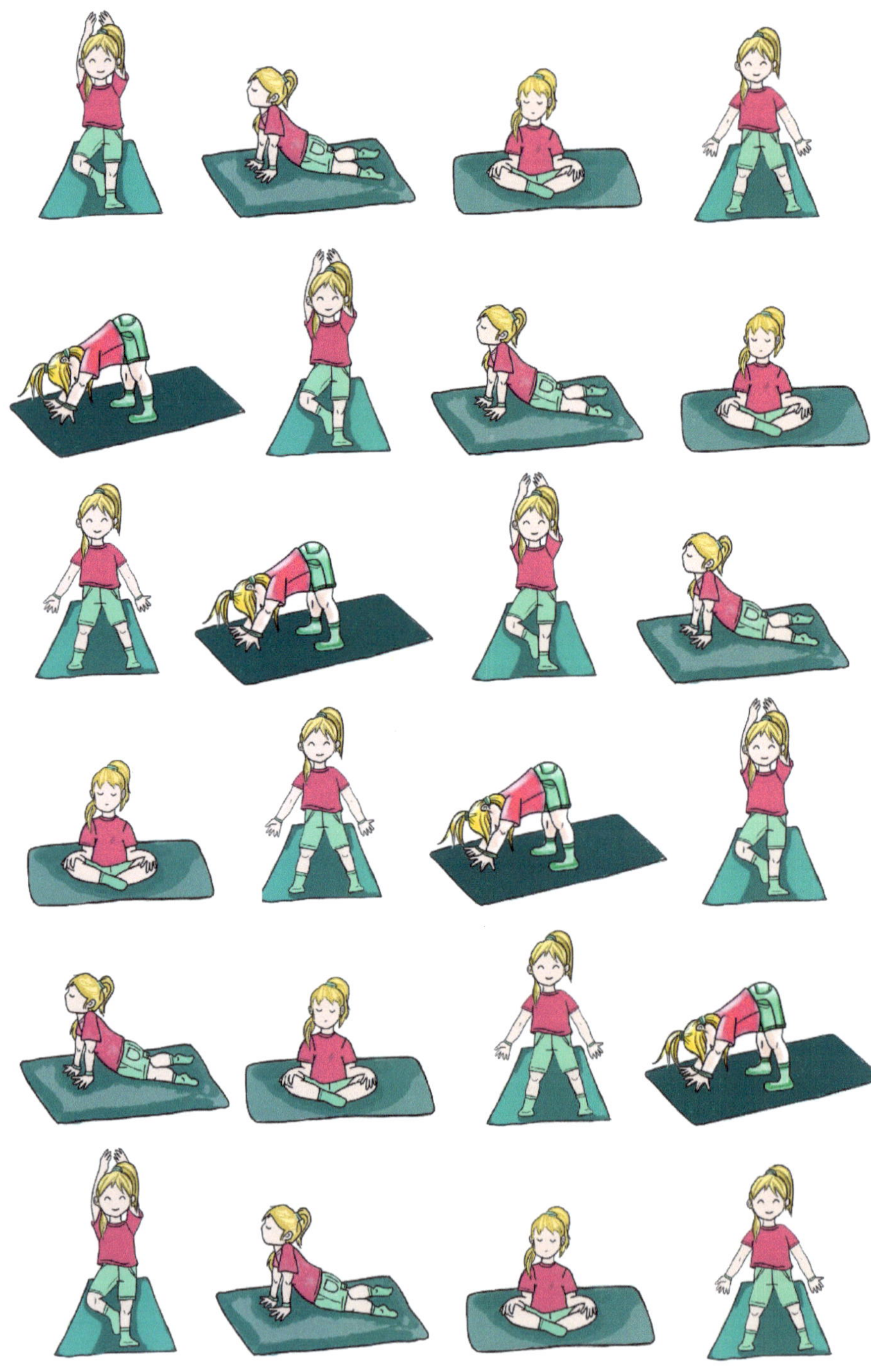